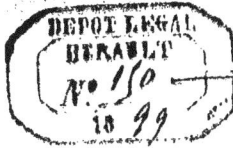

CONTRIBUTION A L'ÉTUDE

DE LA CURE RADICALE

DES

HERNIES OMBILICALES ACCIDENTELLES

CHEZ L'ADULTE

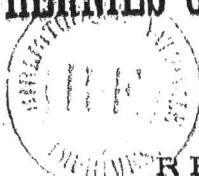

REVUE GÉNÉRALE

PAR

Gustave ALAUX

DOCTEUR EN MÉDECINE

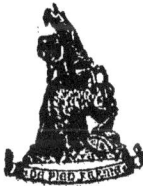

MONTPELLIER
IMPRIMERIE Gustave FIRMIN et MONTANE
Rue Ferdinand-Fabre et Quai du Verdanson

1899

CONTRIBUTION A L'ÉTUDE

DE LA CURE RADICALE

DES

HERNIES OMBILICALES ACCIDENTELLES

CHEZ L'ADULTE

REVUE GÉNÉRALE

PAR

Gustave ALAUX

DOCTEUR EN MÉDECINE

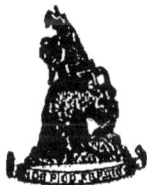

MONTPELLIER

IMPRIMERIE Gustave FIRMIN et MONTANE

Rue Ferdinand-Fabre et Quai du Verdanson

1899

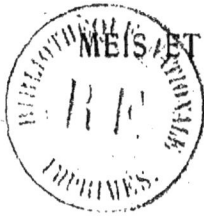

MEIS ET AMICIS

G. ALAUX.

Qu'il nous soit permis, à l'occasion de notre dernier acte de scolarité, de remercier vivement nos Maîtres de Montpellier et, en particulier, M. le Professeur Forgue, qui a bien voulu nous diriger dans ce modeste travail, ainsi que MM. les Professeurs Estor et Lapeyre, à qui nous devons deux observations intéressantes.

G. ALAUX.

AVANT-PROPOS

Nous le verrons dans l'historique de ce sujet: depuis bien longtemps, la cure radicale de la hernie ombilicale acciden- telle a été pratiquée suivant de nombreuses méthodes. Aujour- d'hui encore, des modifications opératoires surgissent avec bon nombre de chirurgiens. Ceci tient à la difficulté qu'ont toujours eue les opérateurs de reformer une paroi abdominale à l'abri de toute récidive.

Dans ce modeste travail, nous avons tenu, après avoir pré- cisé quelques points spéciaux des hernies ombilicales acci- dentelles, à passer en revue toutes ces méthodes en montrant leurs avantages et leurs inconvénients.

Nous verrons qu'aucune d'elles ne peut passer pour une méthode de choix : les circonstances, l'état du malade, le volume de la hernie, font admettre tel ou tel procédé.

En somme pour traiter notre sujet, nous avons cru bon de le diviser comme il suit :

a) Dans un premier chapitre, nous faisons l'historique de la question, et nous scindons cet aperçu en plusieurs périodes.

b) Le deuxième chapitre retrace assez rapidement la con- stitution du terrain qui nous intéresse, c'est-à-dire la région ombilicale, et nous montrons ici que tous les plans ou organes de cette région sont bien disposés pour favoriser la produc- tion des hernies dès que la paroi subit un relâchement.

c) Dans une troisième partie, nous donnons quelques notions étiologiques, cliniques et pronostiques de ces hernies. Nous montrons surtout combien peut devenir fatale une hernie ombilicale accidentelle.

d) Dans le quatrième chapitre, ou chapitre des indications à la cure radicale, il s'agit d'établir qu'il faut traiter ces hernies et qu'il faut traiter vite et hardiment.

e) Enfin le sixième chapitre nous fait passer en revue tous les procédés opératoires, que nous divisons en deux catégories : procédés par suture de l'anneau, procédés par excision de l'anneau ; et, après avoir critiqué ces opérations, nous indiquons les modifications les plus récentes que les chirurgiens ont pu y apporter.

CONTRIBUTION A L'ÉTUDE

DE LA CURE RADICALE

DES HERNIES OMBILICALES ACCIDENTELLES

CHEZ L'ADULTE

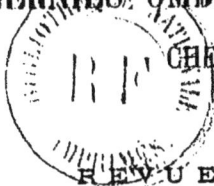

REVUE GÉNÉRALE

CHAPITRE PREMIER

APERÇU HISTORIQUE DE LA CURE CHIRURGICALE DES HERNIES OMBILICALES

Ce n'est qu'au prix de grandes vicissitudes que l'opération de la cure radicale des hernies a pu conquérir son droit de cité en chirurgie. Son avènement ne date que de 1875, et, cependant, on la compte parmi les tentatives des temps reculés. Ses alternatives de faveur et de discrédit à travers les âges nous permettent de diviser en quatre périodes son histoire longue et mouvementée.

Période grecque. — Celse, Oribase, Paul d'Égine, à quelques siècles d'intervalle, opéraient les hernieux, soit par la ligature du pédicule, soit par l'incision de la tumeur, la réduction de son contenu, l'excision du sac et la suture de l'orifice. Mentionnons, ici, l'ingénieux procédé de Paul d'Égine, qui commençait à placer autour du pédicule un fil assez lâchement noué, incisait la tumeur, détruisait les adhérences, traitait la hernie, puis, traversant avec le fil le pédicule de la hernie en pratiquait la ligature.

Paul d'Égine fut le dernier opérateur de cette période, qui dure jusqu'à la fin du VIIᵉ siècle.

Période arabe ou des Arabistes. — Au début de cette période, les anciens procédés donnent de beaux résultats entre les mains d'opérateurs habiles et consciencieux : Avicenn, Albucasis, Haliabbas ; mais, après eux, la chirurgie devient le monopole des empiriques et des charlatans, hommes et femmes, « qui, jusqu'au XIIIᵐᵉ siècle, le rasoir à la main, ensanglantèrent les villes et les campagnes, proposant la cure radicale de toutes les hernies, castrant tous les hernieux, à tel point qu'à des époques différentes, les pouvoirs publics s'émurent, et que les peines les plus sévères furent édictées contre ces mutilateurs avides » (1). Cette période empirique, période de mutilation, se prolonge jusqu'au XIVᵉ siècle.

Période d'expectation armée. — Au XIVᵉ siècle, à l'Ecole de Montpellier, où s'était, à cette époque, transportée la chirurgie, se révèle un chirurgien de mérite, Guy de Chauliac, ennemi des interventions sanglantes. Il est grand partisan des bandages, les emplâtres, des topiques, ou bien des poudres métalliques aimantées constituant son fameux traitement sympathique. Avant de tenter une cure opératoire, Guy de Chauliac attend la pressante indication d'une complication grave.

Au XVIᵉ siècle, la médecine participe au mouvement général des sciences et des arts vers l'antiquité. Elle redemande à Hip-

---

(1) P. Segond, thèse d'agrégation, 1883.

pocrate et Galien ses moyens de guérir. A. Paré, Franco, Fabrice, d'Acquapendente, ont recours aux procédés chirurgicaux de Celse, une fois convaincus de l'inanité des palliatifs. Pas plus que Guy de Chauliac, ils n'admettent l'intervention d'emblée.

En 1665, l'invention du bandage en fil de fer ou d'acier vint apporter une fausse sécurité aux hernieux. Les médecins découragés par les mauvais résultats opératoires adoptèrent ce mode de traitement : ils n'opéraient plus, ils posaient des appareils. Cependant au XVIII° siècle, Richter, J. L. Petit, Garengeot, estiment que l'étranglement est une indication d'intervenir. Ils ne touchent pas aux tumeurs petites et réductibles.

Au début du XIX° siècle, les procédés sanglants de cures de hernies sont abandonnés ; des hommes illustres, tels que Scarpa, les déclarent dangereux.

La Société des sciences médicales de Paris se prononce elle même contre l'opération ; cette opération semble condamnée, malgré les protestations de Desault, de Bichat, partisans de l'intervention, lorsque Gerdy en 1822, fait une nouvelle tentative bientôt imitée par Leroy, d'Etiolles, Velpeau, etc.

Mais Gerdy mort, la cure chirurgicale est de nouveau laissée dans l'ombre et Vidal de Cassis, dans sa thèse d'agrégation, en 1848, déconseille l'opération.

Treize ans plus tard, Huguier vint soutenir à la Société de chirurgie qu'il valait mieux s'abstenir que de pratiquer la kélotomie. Son opinion fut vivement combattue par Goyrand d'Aix, Perrin, Richet, Legendre. Malgré les efforts de ceux-ci, les idées de Huguier semblaient prévaloir lorsque, sous l'influence de Lister et de la chirurgie antiseptique, eut lieu la communication de Le Dentu en 1875.

4. Période moderne -- Le Dentu insiste sur l'urgence de l'intervention et la nécessité d'une suture de l'anneau ombilical afin d'éviter la chute des matières septiques dans le péritoine; ses idées sont adoptées par L. Championnière, Nicaise, Terrier ; tous recommandent de traiter les plaies de hernies comme des plaies de paroi abdominale.

La cause est définitivement gagnée, la cure opératoire universellement adoptée : il ne s'agit que de perfectionner cette cure radicale.

De travaux nombreux sont publiés à ce sujet, des procédés nouveaux trouvés, des statistiques nombreuses établies pour démontrer quelle est la meilleure opération.

Après la thèse de Segond, en 1883, ce sont les travaux de Socin, de L. Tait, de Saenger, de Mestral, de D. Mollière, l'étude magistrale de L. Championnière, en 1892, les thèses de Casterot (1893), de Brodier (1895), de Dauriac (1896), les procédés opératoires de Le Dentu, Condamin, de Quénu, de Sebileau.

Enfin, aux deux derniers Congrès de chirurgie : Berlin, en avril 1898, Paris, en octobre 1898, Lauenstein d'une part, Delaunay d'autre part, ont fait une communication au sujet de la cure radicale de ces hernies. Il est peu de questions qui aient été plus étudiées et donné lieu à plus de travaux depuis que le traitement opératoire a pris place dans la pratique courante.

CHAPITRE II

ANATOMIE DE LA RÉGION OMBILICALE

Avant d'entrer dans notre sujet, il nous paraît utile de nous rendre compte de la constitution de l'ombilic et des organes qui passent dans cette région.

Pendant les premiers mois de la vie intra-utérine, la cavité abdominale de l'embryon communique par une ouverture antérieure avec le reste de l'œuf. Peu à peu, l'orifice de communication se resserre et, vers la fin du troisième mois, il est assez étroit pour ne laisser passer que la veine et les artères ombilicales et le pédicule des vésicules embryonnaires. Ce sont ces organes qui constituent le cordon ombilical. Au moment de la naissance, le cordon se flétrit, il tombe. De sa chute, résulte la cicatrice ombilicale, qui comprend la peau, le péritoine et les vaisseaux. Cet ensemble forme la région ombilicale.

La situation de l'ombilic, nous la connaissons : chez le nouveau-né, elle est placée au milieu du corps, chez l'adulte, à égale distance de l'appendice xiphoïde et du bord supérieur du pubis.

En disséquant cette région, nous incisons d'abord la peau ; nous découvrons ainsi autour de la cicatrice du tissu adipeux sous-cutané et, au fond, le péritoine. En décollant le tissu sous-cutané, nous mettons à nu un anneau fibreux.

Étudions chacune de ces parties.

a) *Peau.* — La peau de l'ombilic est déprimée et amincie. Dans le fond ombilical, elle contient des glandes sébacées assez abondantes, qui parfois, à la suite d'hypersécrétion, peuvent donner lieu à des érythèmes et autres dermatoses. On comprendra aisément qu'une hernie ombilicale provoquant par irritation l'hypertrophie de ces glandes entraînera encore plus facilement les accidents cutanés.

A l'endroit où la peau va plonger dans la cicatrice, elle se soulève pour former le bourrelet péri-ombilical.

Quelle est sa constitution ? Le *fascia superficialis* est formé de deux feuillets : un feuillet superficiel, un feuillet profond ; ces deux lames sont réunies l'une à l'autre par des cloisonnements conjonctifs entre lesquels des éléments adipeux se chargent de graisse. Ces deux lames arrivant au niveau de l'anneau ombilical, s'arrêtent sur le pourtour fibreux, où elles se rejoignent et se fixent.

Quelques millimètres avant de se fusionner, elles sont séparées l'une de l'autre par une couche plus volumineuse de lobules adipeux. C'est cet épaississement du *fascia transversalis* qui constitue le bourrelet. Chez certains sujets, le bourrelet est tellement hypertrophié que la cicatrice ombilicale est au fond d'une cavité et que le doigt, pour la toucher, a besoin de s'enfoncer de 1 à 1 centimètre 1/2.

C'est cet épaississement qui subira la compression des bandages destinés à ajouter une hernie ombilicale. Aussi l'intestin se glissera-t-il facilement à travers l'anneau, le bourrelet lui formant une sorte de canal obturé très incomplètement du côté de son orifice cutané.

b) *Anneau ombilical.* — La peau, le fascia péri-ombilical enlevés, nous apercevons, interceptant le milieu de la ligne blanche, l'anneau fibreux ombilical. La ligne blanche, nous le rappelons, est le raphé fibreux abdominal structuré par l'entrecroisement des aponévroses des muscles larges de l'abdomen au niveau de la ligne médiane.

Ici, le mot répond mal à l'objet ; ce n'est pas simplement une ligne, mais une bandelette de quelques millimètres de largeur. A égale distance du pubis et de l'appendice xiphoïde, l'anneau ombilical est comme taillé à l'emporte-pièce sur cette bandelette fibreuse. Ajoutons, cependant, que le pourtour de l'anneau est légèrement épaissi, comme on peut s'en convaincre par l'introduction de l'index.

L'anneau n'a pas précisément une forme arrondie, c'est une « gueule de four », dit Richet. La partie supérieure forme une demi-ellipse, la partie inférieure est la ligne réunissant les deux branches elliptiques.

Dans les premiers mois qui suivent la naissance, les vaisseaux ombilicaux correspondent au centre de l'anneau ; plus tard, par suite d'une sorte de traction en bas, ceux-ci se trouvent sur le bord inférieur.

Comme conséquence de cette disposition, si l'intestin vient à passer à travers l'anneau chez le nouveau-né, étant retenue par les cordons fibreux des vaisseaux, la hernie sera trifoliée et se produira dans la partie moyenne de l'ombilic. Plus tard, les viscères passeront au-dessus des vaisseaux et sortiront plus librement par la partie supérieure de l'orifice.

c) *Péritoine.* — Ce feuillet adhère intimement au pourtour de l'orifice ombilical, mais surtout à la partie inférieure. Dans la portion supérieure, la veine ombilicale, qui a une direction antéro-postérieure allant vers la face inférieure du foie, arrête le péritoine ainsi obligé de l'envelopper inférieurement et de s'élever ensuite en formant deux lames qui constituent la grande faux ou ligament suspenseur du foie.

Au moment où se forme la grande faux, le péritoine se trouve séparé de l'anneau, comme de toute la face profonde de l'abdomen, par une couche celluleuse lâche, garnie de quelques pelotons adipeux ; cette couche se continue avec le *fascia propria*.

Voilà pourquoi le péritoine glisse assez facilement dans la région ombilicale sur la face profonde de la paroi, moins aisément cependant que dans tout le reste de l'abdomen. Aussi la production de la hernie ombilicale sera-t-elle due beaucoup plus à la distension du sac qu'à sa locomotion. Au centre, la peau et le péritoine sont accolés l'un à l'autre d'une façon si intime que l'incision de la peau est souvent en même temps une incision péritonéale ; cependant, parfois, le péritoine est doublé d'une couche fibreuse allant du bord interne de la gaine d'un muscle droit au bord interne de l'autre. Ce *fascia umbilicalis* de Richet, n'est-ce pas tout simplement un épaisissement du *fascia propria* s'unissant au *fascia transversalis ?*

Enfin, un dernier mot, nous n'avons pas ici un canal ombilical, comme avait voulu le voir Richet, nous n'avons qu'un anneau ; il est donc impossible d'assimiler l'anneau ombilical aux canaux inguinal et crural, même en admettant qu'il y ait sous le premier anneau fibreux classique un deuxième anneau, sorte de sphincter rudimentaire, qui jouerait un rôle actif dans l'oblitération des vaisseaux du cordon.

CHAPITRE III

APERÇU ÉTIOLOGIQUE, CLINIQUE, PRONOSTIQUE

Il se dégage des statistiques que la hernie ombilicale se rencontre plus fréquemment dans le sexe féminin. Sur 10.000 hernies, on compte 606 hernies ombilicales, dont 124 ont été observées chez les hommes et 482 chez la femme. Cette hernie est quatre fois plus fréquente chez la femme.

Le nombre des omphalocèles atteint son maximum entre 30 à 50 ans. L'interprétation de ce fait n'est pas difficile.

Cette hernie est une hernie dite de faiblesse, se produisant lentement, au fur et à mesure de la distension progressive de l'anneau ombilical. On la rencontre surtout chez la femme adulte dont la sangle abdominale se relâche.

On peut incriminer, au même titre, toutes causes de distension de la paroi abdominale: les grossesses pénibles et répétées, les tumeurs, fibromes, kystes, qui exagèrent la pression des viscères.

L'interrogatoire de la femme atteinte de cette infirmité révèlera le plus souvent des grossesses ou une tumeur abdominale. D'ordinaire, cette femme sera aussi obèse.

Dans le sexe masculin, la hernie ombilicale se développe de préférence chez l'enfant et le vieillard.

Si on la découvre chez l'adulte, on devra penser à une

pointe de hernie infantile, incomplètement guérie. Chez les vieillards, l'issue des viscères s'explique par la faiblesse de la paroi.

Il y a un fait à constater à propos de la répartition des hernies chez l'homme et la femme. Tandis que chez la femme, la hernie ombilicale est isolée, elle est associée chez l'homme à des hernies crurales et inguinales. Il existe donc quelquefois « une diathèse herniaire ».

Quel trajet suit la hernie ? J.-L. Petit, Scarpa, Richter, avaient enseigné que les viscères se créaient une sortie hors de la circonférence de l'anneau, et que les hernies ombilicales devraient plutôt s'appeler parombilicales, adombilicales. Ce mode de hernie peut se rencontrer, mais la hernie réellement ombilicale est de beaucoup la plus fréquente. Cooper et Cruveilher combattirent la théorie de Petit et la démontrèrent fausse. Les viscères choisissent, pour faire issue, un point particulièrement faible de la cicatrice ombilicale. Ce point siège à la partie supérieure de l'anneau ; on y trouve bien la veine ombilicale, mais cette veine est insuffisante à créer l'imperméabilité de cette portion de l'anneau ; tandis que l'imperméabilité de la région inférieure se trouve assurée par l'adhérence des trois cordons fibreux, ainsi que nous l'avons rappelé plus haut.

Au point de vue morphologique, la hernie ombilicale n'offre rien de spécial. On en voit de toutes dimensions et de toutes formes. Assez souvent, le médecin est appelé pour constater une tumeur ombilicale, bosselée, déplissée, irrégulière, trifoliée (Malgaigne), quand les cordons cicatriciels des vaisseaux ont déprimé le sac. Dans la station debout, la tumeur peut former une saillie notable, qui disparaît dans le décubitus dorsal. Il sera nécessaire de rechercher cette tumeur par la palpation chez les obèses et, au besoin, de recourir à la manœuvre de Vidal de Cassis : traction en avant sur la paroi abdominale de la région ombilicale pressée à pleines mains.

Le contenu de la tumeur est assez variable : épiplocèle ou entérocèle.

Pour en reconnaître la nature, on s'adressera à la percussion et à la palpation.

Quant à diagnostiquer une hernie ombilicale d'une hernie parombilicale ou adombilicale, c'est difficile ; les signes que Gosselin avaient crus caractéristiques ne sont pas constants. Et, d'ailleurs, l'orifice de sortie ne change rien aux symptômes et à l'infirmité.

Nous décrivons l'évolution de l'omphalocèle au chapitre des indications de cure radicale, les indications étant fournies par les complications.

Disons, au point de vue pronostique, que les hernies ombilicales accidentelles sont d'un pronostic très sombre :

Par la marche lente, insidieuse, mais progressive ;

Par l'infirmité qu'elle provoque, si petite soit-elle ;

Par la quantité même de ses symptômes ;

Par les divers accidents ou complications qui peuvent en résulter.

Ici, l'étranglement herniaire revêt une gravité extrême parce qu'on ne s'aperçoit que trop tard de cette complication.

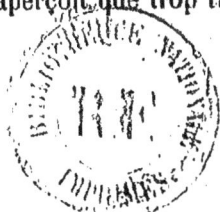

CHAPITRE IV

INDICATIONS ET CONTRE-INDICATIONS DE LA CURE RADICALE.

Les indications de cure radicale ombilicale sont particulièrement pressantes. Ces indications, nous les trouverons dans les complications inévitables qu'engendre cette infirmité. Abandonnée à elle-même, l'omphalocèle expose le malade à des accidents pénibles, même mortels, et le voue à une déchéance générale.

Ces accidents et complications sont d'ordre local ou général:

A. *Accidents locaux.* — La tumeur s'accroîtra L'anneau ombilical, après avoir livré passage à une masse épiploïque est irrémédiablement modifié dans sa structure ainsi que la paroi musculo-aponévrotique de l'abdomen, dont les fibres allongées, dissociées, céderont davantage à la réaction des viscères. La grossesse, en particulier, imprime une poussée à l'accroissement de la tumeur, qui finira par acquérir un volume considérable ; ce sac herniaire pourra contenir la majeure partie de l'intestin.

Les opérateurs ont cité des cas de monstruosités invraisemblables : Benno Schmidt parle d'une hernie qui, en trois semaines, acquit quatre-vingt-quatre centimètres de circonférence. Championnière a publié l'observation d'une de ses opérées : la tumeur mesurait 78 centimètres de tour à la base, sa hauteur, 31 centimètres, et la circonférence de la malade, passant au sommet de la tumeur, 1 mètre 47. M. Forgue nous a raconté le cas d'une femme de Montpellier dont la tumeur touchait le sol quand elle s'asseyait. Cette femme vint réclamer des soins pour une brûlure grave siégeant sur le corps de cette hernie, brûlure due au contact du chauffe-pieds dont la malade faisait usage.

L'omphalocèle s'accompagne de phénomènes douloureux, avant même qu'elle soit devenue volumineuse. C'est quelquefois la douleur qui attire l'attention du malade sur la région de l'ombilic et lui fait découvrir une tumeur.

D'ordinaire intermittentes, ces douleurs peuvent prendre un caractère continu et avec des paroxysmes que fait éclater la moindre pression sur la tumeur. Championnière a décrit un état névralgique de la paroi abdominale. La compression du vêtement deviendra une torture.

Le frottement incessant du vêtement le moins serré amincira la peau, produira des ulcérations, des dermatoses telles qu'eczéma, impétigo, prurigo, et sera la source de suintements fétides. Mal pansées, et chez les sujets affaiblis, des accidents infectieux peuvent se déclarer — on a observé la gangrène du sac et la mort.

Le sac de la hernie ombilicale est très mince et très distendu ; sous l'influence d'un effort brusque, d'un simple accès de toux, on a vu se rompre ses enveloppes.

L'omphacèle présente une tendance aux adhérences, conséquence de l'irritation produite par la rentrée et la sortie des viscères. L'irréductibilité s'établira peu à peu, et bientôt toute tentative de taxis restera sans résultat.

Saenger signale la formation de hernies secondaires dans le sac. Le sac paraît divisé en alvéoles nombreuses et profondes. C'est dans ces cas que l'on peut observer le fait « d'étranglement d'une hernie dans une hernie non étranglée.» Cette disposition s'est rencontrée chez la malade qui fait l'objet de l'observation II. Et cette difficulté prépare de grandes difficultés opératoires.

L'étranglement n'est pas aussi fréquent que dans les autres hernies ; d'après Bryant, sur 100 cas de hernies étranglées, on compterait 50 inguinales, 44 crurales et 6 ombilicales. Les auteurs anciens pensaient que la gravité de cet étranglement est due à la rapidité avec laquelle il se produit. Cette opinion est erronée : la hernie s'étrangle lentement ; mais c'est précisément cette lenteur à se produire, sa latence habituelle, qui en font la gravité. On intervient trop tard, et, souvent déjà, la gangrène existe.

b) *Accidents généraux.* — Enfin, le développement de la tumeur retentit d'une façon fâcheuse sur la nutrition.

Le sujet devient sédentaire. Son infirmité pénible le tient isolé de la société ; le heurt d'un passant dans la rue redoublerait ses douleurs, la fétidité de ses secrétions signalerait une tare, ses vêtements, même peu ajustés, sont intolérables. Le plus souvent, le hernieux était déjà obèse, son obésité augmentera. Il deviendra tousseur et cracheur, suffoquera au moindre effort, les contractions de l'ovoïde abdominal seront une cause d'accroissement de sa tumeur. Le hernieux obèse et emphysémateux est enfermé « dans un cercle vicieux ». Plus de mouvement, plus d'hygiène, aucune amélioration de l'état général à espérer.

La déchéance augmentera : sur cet état général mauvais, se grefferont l'albuminurie et la glycosurie. Lucas Championnière attire l'attention sur ces termes de la cachexie herniaire.

Enfin, la mélancolie dépressive et l'hypocondrie peuvent être d'autres conséquences de cette infirmité.

Nous croyons avoir fait suffisamment ressortir que la hernie ombilicale est spécialement dangereuse. Il faut la soigner.

Au point de vue du traitement, il y a quelques années, les

anciens chirurgiens divisaient les hernies en deux catégories, les grosses et les petites.

Kuckenberg, de Bonn, est catégorique : expectation et bandage pour les petites hernies, cure radicale pour les grosses.

En 1890, Saenger arrivait aux conclusions suivantes :

On opérera les petites hernies :

    1° Quand elles ont déjà été le siège d'étranglement ;

    2° S'il est difficile de les maintenir réduites ;

    3° Si elles sont douloureuses ou trop gênantes.

On opérera les grosses hernies :

    1° Quand elles seront douloureuses ;

    2° Quand la région péri-herniaire deviendra le siège de dermatoses diverses ;

    3° Dès qu'il y aura simple menace d'étranglement ;

    4° Quand se déclareront des troubles gastro-intestinaux graves.

Terrier, au troisième Congrès de chirurgie, résumait son opinion à ce sujet : « Toute hernie volumineuse, irréductible, douloureuse, réclame l'opération ».

Socin précisait : « On opère quand un bandage ne contient pas facilement, complètement et sans douleur la hernie ».

Trélat déclare qu'il est urgent d'opérer toute hernie qui n'est pas facilement et complètement maintenue par un bandage.

Enfin, M. Forgue et Reclus estiment qu'« actuellement, l'opération de la cure radicale tend à devenir d'une application générale ; l'existence d'une hernie peut être considérée comme une indication suffisante et justifier par elle-même l'intervention » (1).

La plupart des chirurgiens attendent, avant d'intervenir,

_____

(1) Forgue et Reclus. — *Thérapeutique chirurgicale*, 2ᵉ édit., 1898, t. II.

d'avoir assisté à l'échec du bandage. Même dans le cas d'une femme jeune, peu grasse, à sangle abdominale bien tendue, il y aurait à peine prétexte à bandage.

Le Dentu signale bien le cas d'une femme qui depuis trois ans retire de bons avantages du port d'un bandage. Ce bénéfice ne saurait être durable. Autrefois, quand on ne se décidait à l'intervention que sur la menace d'un étranglement, l'opération devenait nécessaire au bout de 3, 5 ou 10 ans. Et l'opération avait lieu dans des conditions déplorables.

Ce n'est donc que pendant un temps très limité que le bandage sera utile.

La plupart des femmes atteintes de hernies ombilicales sont obèses, la paroi abdominale est matelassée d'une couche de graisse pouvant atteindre jusqu'à 6 centimètres ; les viscères, le rein en particulier, nagent dans dans une atmosphère graisseuse, l'adipose est générale.

Sur ces personnes, l'application du bandage présentera de graves difficultés. Et la hernie ne pourra être réduite qu'au prix d'une compression dangereuse.

On ne peut pas espérer du bandage une guérison définitive. Le bandage s'applique mal sur les parois abdominales, moins bien que sur les piliers de l'anneau inguinal.

« Enfin, la thérapeutique de ces hernies par un bandage est illusoire. »

Contre-indications. — On n'opérera pas le malade atteint de « la diathèse herniaire », c'est-à-dire dont tous les orifices herniaires ont donné issue aux viscères. Gosselin, Championnière, en ont observé des cas et n'ont pas opéré.

Le malade se présente à un degré avancé de cachexie : il est albuminurique, diabétique ou phtisique.

Dauriac considère comme des indications l'albuminurie et le diabète. Chez le sujet jeune les troubles de la nutrition disparaissent avec la cause qui les a engendrés.

Enfin, on n'oubliera pas de s'assurer du bon fonctionnement du poumon et du cœur.

Le nombre des contre-indications est très restreint.

Conclusions. — La hernie ombilicale évolue fatalement vers des complications. Il ne faut pas abandonner cette lésion à elle-même. Le bandage ne procure qu'un soulagement passager.

La hernie ombilicale est justiciable de la cure radicale. Il faut intervenir de bonne heure, pour opérer dans de bonnes conditions.

CHAPITRE V

ÉTUDE DES PROCÉDÉS OPÉRATOIRES

On peut se convaincre en faisant l'historique de cette cure radicale de la multiplicité des procédés pratiqués ou proposés. On ne recherche d'abord que l'oblitération de l'orifice par lequel les viscères étaient sortis, sans modifier cet orifice. Foucher emprunta les procédés de Mac Ewen et de Trendelenburg. Ceux-ci obturaient le canal inguinal au moyen de plaques osseuses, celui-là plaçait une sorte de bouchon épiploïque dans l'anneau ombilical.

Ces tentatives ne furent pas continuées.

La chirurgie contemporaine abonde de procédés de cure radicale. Mais quelle que soit leur diversité, on peut les ramener à un schéma opératoire type et applicable à toutes les hernies. Il s'agit de libérer le sac, de l'inciser, d'en réduire le contenu, d'exciser le sac péritonéal et de suturer la paroi. Or, il est particulièrement difficile d'obtenir une cicatrice résistante après l'ablation de l'omphalocèle, à cause de la structure de l'orifice ombical.

Les opérateurs ont recherché les moyens propres à obtenir une barrière cicatricielle désormais infranchissable.

Fréquemment, des adhérences se sont établies entre l'anneau et le collet, et la dissection en est rendue presque impossible.

Malgré ces difficultés, les uns pratiquent quand même la dissection et suturent ensuite l'anneau ; les autres, jugeant la dissection trop pénible, préfèrent exciser l'anneau circulairement et suturer ensuite les lèvres de cette plaie opératoire comme celle d'une laparotomie.

Et la tendance générale des chirurgiens depuis quinze ans, est « d'identifier la plaie faite au cours d'une kélotomie ombilicale à une plaie de laparatomie »

En somme, il n'existe que deux méthodes de cure radicale :

1° Suture de l'anneau disséqué ;

2° Excision de l'anneau.

Dans ce chapitre, nous nous proposons de faire une revue rapide des divers procédés, leur critique, et d'indiquer les modifications et les perfectionnements qui leur ont été apportés par la suite.

ÉTUDE ET CRITIQUE DES MÉTHODES

A. — *Suture de l'anneau*

La méthode la plus ancienne et la plus simple est celle de Geissel, qu'adoptèrent Polaillon et Reverdin. Une suture unique comprend l'anneau et le collet.

Socin apporta une modification : il suturait le collet d'abord, l'anneau ombilical ensuite, et reformait ainsi la paroi.

L'élève de Socin, Mestral, de Bâle, se préoccupe de la faible vitalité de l'anneau, rendu épais, fibreux, par l'irritation des viscères glissant incessamment de dedans en dehors et de dehors en dedans. Il résume ainsi les temps de son opération :

1° Dissection, isolement, ablation du sac ;

2° Excision de l'épiploon adhérent, préalablement divisé en tronçons liés avec du fil de soie ;

3° Avivement de l'anneau fibreux ;

4° Suture de la plaie en trois plans : péritoine, anneau aponévrotique, surface cutanée.

Et Mestral pratique cet avivement de l'anneau dans tous les cas. Segond ne juge cette précaution utile que dans un nombre restreint de cas et pose la règle suivante : « Il faut aviver l'anneau, si on a pu le séparer du collet du sac. Si cette dissection n'a pu se faire, il ne faut pas aviver » (1).

Enfin, Lawson Tait conçut l'idée originale de cliver l'anneau ombilical. Saenger approuva et publia un mémoire important sur la cure radicale des hernies ombilicales basée sur le clivage. « Ce procédé peut porter le nom de Saenger-Lawson Tait ».

Saenger (2) recherche une cicatrice encore plus solide que celle obtenue par la section des tissus fibreux avivés et par une incision parallèle aux plans de la paroi : il dédouble l'anneau sur une longueur d'un centimètre.

Ainsi se trouvent constitués deux lambeaux : un, formé par la couche supérieure fibro-cutanée ; l'autre, par une couche fibro-péritonéale.

Ce procédé de reformer la paroi en adossant des surfaces cruentées par deux plans de suture assure déjà plus de solidité que celui de Mestral.

Et, à l'appui de son opinion, Saenger cite des observations. Voici les éléments de trois :

1re observation :

Femme de quarante et un an, trois enfants ; portait depuis quinze ans une hernie ombilicale volumineuse. Opération le

---

(1) Segond. — Th. d'agrég., 1883.
(2) *Centralbl. f. Gynec.*, 1888.

15 septembre 1888. Morte treize mois après, à la suite de pneumonie.

Pas de récidive. Parfait état de la paroi.

2° observation :

Femme de quarante-quatre ans. Cinq accouchements. Une hernie ombilicale énorme depuis quatorze ans.

Opération le 23 septembre 1889. En mai 1890, pas de récidive.

3° observation :

Femme de trente-trois ans. Deux accouchements.

Opération le 4 juin 1890. La réunion s'est faite immédiatement et parfaitement.

C'est après ce dernier succès que Saenger, estimant la question jugée, faisait paraître son mémoire en 1890.

En résumé, chacun s'est préoccupé de la solidité de la cicatrice : Geissel et Socin suturent, Mestral avive, Saenger et Lawson Tait dédoublent.

Critique de ces procédés. — Nous adressons deux reproches communs à ces divers procédés.

1° Aucun ne met à l'abri des récidives.

La suture simple ne nous donne pas de cruentation ; donc pas de cicatrice. L'avivement et le clivage ne suffisent pas à cruenter les surfaces pour assurer leur réunion parfaite.

Le tissu péri-ombilical mince, doué d'une faible vitalité, ne peut donner prise à de sutures solides.

2° Ces procédés laissent subsister des infundibula. Pour peu volumineuse que soit la hernie, elle distend et élongue les fibres de la ligne blanche et il se produit des éraillures. La suture de l'anneau amène un froncement sus et sous-ombilical ; le péritoine engagé dans ces infundibula, dans les éraillures, appelle les viscères, et c'est une hernie en voie de formation.

B. — *Excision de l'anneau.* — *Omphalectomie.*

L'omphalectomie a été pratiquée dans des circonstances opératoires différentes. Nous étudierons l'omphalectomie accidentelle et l'omphalectomie systématique.

a) *Omphalectomie accidentelle.* — Cette opération, pratiquée par Daniel Mollière, n'est guère connue, et nous reproduisons la description qu'il en a donnée dans ses *Leçons de clinique chirurgicale* de 1888 (1) :

« Quand on opère une hernie ombilicale étranglée, il faut enlever le nombril. En agissant ainsi on peut, sans aucune difficulté, isoler la tumeur en circonscrivant l'ombilic par deux incisions elliptiques longitudinales. Ainsi débarrassés de l'adhérence cutanée du nombril, vous pourrez énucléer votre hernie ombilicale comme la plus vulgaire hernie marronnée de l'aine. Vous pourrez arriver sur l'anneau, le débrider sans ouvrir le sac, mais ouvrez-le d'abord par son sommet et vérifiez son contenu. Quand l'intestin est sain, on le réduit après toilette antiseptique et l'on pratique la ligature du sac. La cicatrice opératoire devient un nouvel ombilic. »

Après Mollière, Lucas Championnière proposa l'omphalectomie comme artifice opératoire. Quand il découvre des adhérences de l'épiploon au sac, il fend simplement l'orifice ombilical pour libérer l'épiploon ; ce n'est que l'omphalotomie.

Le plus souvent, au moment de lier le pédicule, il trouve des

---

(1) D. Mollière. — *Leçons de clinique chirurgicale*, p. 473.

adhérences du collet du sac avec l'anneau fibreux. Ayant de la peine à détacher ces adhérences, il incise l'anneau ombilical sur la ligne blanche, en haut et en bas, et sectionne en dehors les portions de l'anneau les mieux soudées.

b) Omphalectomie systématique. — En 1891, Marcy, pour obtenir la cicatrice solide que les procédés employés à ce moment ne procuraient que rarement, conseilla de réséquer l'anneau ombilical circulairement et à la limite du tissu sain. Condamin tira parti de la théorie de Marcy, et en fit la base de son procédé d'omphalectomie.

Il existe deux procédés d'omphalectomie systématique : celui de Le Dentu et celui de Condamin. L'un se borne à isoler le sac herniaire de l'anneau fibreux auquel il adhère, à exciser cet orifice, puis à le fermer par une suture ; l'autre pratique l'excision méthodique de l'orifice fibreux avec le sac herniaire.

En un mot, le premier procédé constitue une cure radicale avec omphalectomie, et le deuxième, une cure radicale par omphalectomie.

Le Dentu ouvre le sac, ses diverticules, en examine le contenu, lie et sectionne l'épiploon, et seulement après, résèque le pourtour de l'anneau ; l'index, introduit dans l'anneau, le distend, l'attire au dehors et sert à guider les ciseaux qui excisent à petits coups l'ombilic, suivant une zone elliptique plus ou moins large.

Ce procédé marque la transition entre les anciens procédés de suture décrits ci-dessus (on se préoccupait de l'ablation de la tumeur avant de songer à la restauration de la paroi), et l'omphalectomie, telle que la pratique Condamin, qui « entre dans le ventre » d'emblée.

Technique opératoire de Condamin (1). — 1° Double incision

_____

(1) Condamin. — *Archives provinciales de Chirurgie*, sept. 1892.

péri-ombilicale entourant la totalité du pédicule, remontant et descendant à 3 ou 4 centimètres au dessus et au-dessous de l'ombilic.

Après incision cutanée, empiéter latéralement jusqu'après le dédoublement de l'aponévrose des droits, jusqu'à ce que les bords de ceux-ci soient visibles, et continuer la dissection pour enlever le péritoine sacculaire et qui tapisse la face profonde de l'anneau.

2° L'ombilic enlevé, s'il s'agit de hernie simple, ou une fois les adhérences intestinales et épiploïques libérées, s'il s'agit d'une hernie étranglée, on régularise les surfaces de section et l'on passe deux gros fils aux commissures de l'incision.

3° Un aide tirant sur les deux fils, on commence la suture du péritoine en la faisant précéder, si l'écartement est trop considérable, du passage de fils profonds traversant toute la paroi et servant à rapprocher les surfaces cruentes. Puis on procède aux sutures ; d'abord du péritoine, au moyen d'un surjet au catgut ou au fil de soie ; ensuite du deuxième plan musculo-aponévrotique intéressant les deux aponévroses des droits, mais surtout le feuillet profond qui constitue les tendons transversaux des muscles de la paroi abdominale ; et, enfin, de la peau, avec des points entrecoupés, ou, si elle présente une grande épaisseur, avec, alternativement, un point profond et un point superficiel.

On appliquera un bandage d'abord et un pansement compressif ensuite.

Ce procédé a été modifié depuis par Condamin, Pollosson et Forgue.

Voici la technique opératoire de M. Forgue, telle qu'il la décrit dans son *Traité de thérapeutique chirurgicale :*

1° Circonscrire la tumeur par deux incisions curvilignes dépassant en haut et en bas le pédicule herniaire de quelques centimètres et s'écartant de 6 à 10 centimètres en leur centre.

De chaque côté, exciser la peau et le tissu cellulaire sous-cutané jusqu'à l'aponévrose du grand oblique.

2° Après hémostase soignée, entailler, suivant la ligne d'incision cutanée, l'aponévrose du côté gauche en se tenant sur le bord libre des droits et en ouvrant sa gaine suivant une longueur de quelques centimètres. Inciser l'aponévrose profonde à 2 ou 3 centimètres du collet, ouvrir le péritoine, en ayant soin de protéger l'intestin hernié par un gros tampon aseptique. Ouvrir le sac par son collet de dehors en dedans, reconnaître les adhérences épiploïques et intestinales qui apparaissent à plat et libérer ces adhérences.

3° Inciser alors au ciseau la couche pariétale droite dont l'incision avait été arrêtée à l'aponévrose du grand oblique, en ayant soin d'entailler la gaine des droits. On enlève ainsi, non seulement l'ombilic, mais encore le collet de la hernie, le sac et la peau qui le recouvre.

Critique. — Dans la plupart des cas, l'omphalectomie présente de nombreux avantages.

Elle permet d'obtenir la cicatrice solide, la barrière infranchissable aux récidives par la suppression de tout tissu de vitalité suspecte et par la cruentation de larges surfaces à affronter par la suture. « Plus l'opération aura été large, plus elle sera susceptible de donner une cicatrice puissante ». De plus, cette brèche taillée dans l'épaisseur de la paroi « permet la suture à plusieurs étages, bien difficile sans cette précaution, dans les conditions requises pour qu'elle assure une contention parfaite ».

Ce procédé de Condamin présente, en outre, sur celui de Le Dentu, d'autres avantages. Dès que l'excision de l'ombilic est faite, on opère à ciel ouvert : on y voit clair pour libérer les adhérences dont la dissection est d'habitude si pénible.

Quénu a adressé un reproche à la façon d'opérer de

Condamin. Ce procédé peut être excellent, disait Quénu (1) en 1893, mais après tout c'est une laparotomie, c'est une ouverture du ventre, c'est une opération du ventre, c'est une opération dangereuse chez certains malades. Or, les porteurs de hernies ombilicales sont souvent des femmes grosses, fatiguées, à mauvais cœur, à mauvaises artères, présentant des troubles circulatoires.

Ce reproche a perdu de sa valeur. Depuis 1893, la chirurgie abdominale a fait ses preuves et la laparotomie aseptique ne présente que peu de dangers.

Les beaux résultats dus à l'omphalectomie plaident en faveur du procédé de Condamin.

Nous adresserons un reproche plus sérieux à cette opération; c'est que l'omphalectomie d'emblée ne saurait être d'une application générale. Il arrive que l'ablation d'une partie de la paroi abdominale laisse un vide trop considérable pour qu'on puisse obtenir sans tiraillements l'affrontement des bords de la plaie. Cet affrontement serait-il obtenu que la pression des viscères sur la paroi abdominale diminue à tel point sa résistance que le résultat de l'opération est manqué.

Quelle sera donc l'opportunité de cette opération ? On la réservera aux hernies de petit et moyen volume. Quant aux hernies négligées et devenues volumineuses, il faudra, dans ce cas « savoir réduire ses prétentions d'excision et se conformer à la technique opératoire générale de Lucas Championnière.

Technique opératoire de J. Lucas Championnière (2). — Inciser la peau où l'on voudra ; il suffira qu'une des extrémités de l'incision vienne découvrir largement le pédicule,

---

(1) Quénu. — *Gazette médicale de Paris*, décembre 1893.

(2) J.-L. Championnière. — Du *Traitement des hernies*, 1892.

pénétrer avec précaution dans le sac, y poursuivre la dissection des viscères ou de l'épiploon. L'épiploon contracte d'ordinaire des adhérences si intimes avec le sac qu'il sera utile de
recourir à l'artifice suivant : « On pénétrera dans l'abdomen
en fendant largement l'orifice herniaire et on arrive ainsi sur
l'épiploon libre dans le ventre. Descendant de celui-ci vers
celui qui est contenu dans le sac, on parvient à détacher tout
l'épiploon contenu, à entraîner au dehors une partie importante
du tablier épiploïque qui n'était pas descendu dans le sac herniaire. On étale l'épiploon sur des compresses préparées et on
pratique son excision. Ceci fait, on a en main un sac plus ou
moins volumineux, que l'on détache de la périphérie, auquel on
fait subir des tractions comme au sac de la hernie inguinale, de
façon à effacer au-dessus de la suture qui va être faite toute
dépression, tout infundibulum. On ferme le sac, puis on résèque
la partie du sac située au-dessous. »

Lucas Championnière, ne pouvant croiser les plans comme
pour la hernie inguinale, multiplie les plans de suture en les
superposant et en repliant les surfaces vers la profondeur : un
plan séreux formé par des sutures multiples ou par une suture
en bourse ; un premier plan de suture de tissu fibro-musculaire ;
un second plan de suture de tissu fibro-musculaire refoulant
en arrière les deux premiers ; un double plan cutané. On obtien-
dra ainsi une cicatrice assez épaisse, mais, dit Championnière :
« la hernie se présente avec des formes si variables qu'il paraît
impossible de déterminer le détail de l'opération d'une façon
absolue..., dans certains cas, il est nécessaire d'exciser l'ombilic, mais, dans les grosses hernies, il faut être fatalement mé-
nager de paroi abdominale » (1).

---

(1) J.-L. Championnière. Communication au Congrès de chirurgie,
Lyon 1894.

Modifications récentes apportées aux procédés déjà décrits

Ces modifications s'adressent particulièrement à la restauration de la paroi, le danger des récidives par faute de solidité de la paroi préoccupant toujours les opérateurs.

Condamin, ayant constaté que le péritoine cède parfois aux tractions, perfectionne son premier procédé de suture (1).

Pour constituer son premier plan, il double le péritoine de l'aponévrose des droits par des points de surjet rapprochés et en assurant le parfait adossement fibro-séreux. Le péritoine résiste et l'occlusion parfaite se trouve réalisée. Un deuxième plan de sutures comprend alors le feuillet antérieur des droits et le troisième, la peau.

Gersuny, Maydl, Quénu, imaginent un procédé tendant à la formation d'un matelas musculo-aponévrotique. Voici le procédé de Quénu :

Il trace, à une certaine distance de l'anneau, une ligne elliptique, assez en dehors pour ouvrir la gaine des droits et obtient ainsi deux lèvres aponévrotiques, interne et externe.

Il réunit les deux lèvres internes droite et gauche.

Il décolle le corps des muscles droits de leur gaine et les réunit par leur bord interne au moyen d'une suture en surjet.

Enfin, il suture les deux lèvres externes du feuillet antérieur de la gaine, et obtient, de cette façon, sans compter le plan péritonéal et le plan cutané, trois plans musculo-aponévrotiques (2).

Dauriac, cherchant encore à perfectionner dans ce sens, a proposé l'entrecroisement en X des droits après leur section transversale.

(1) Condamin. *Archives provinciales de chirurgie*, juin 1893.
(2) Quénu. *Gazette médicale de Paris*, décembre 1893.

Nous reconnaissons combien ces procédés sont ingénieux; mais que valent-ils au point de vue de la reconstitution de la paroi abdominale?

Duplay n'accorde pas grande confiance à la suture du plan musculaire; elle lui semble inutile (1).

Quant au procédé de Dauriac : « la section transversale affaiblit singulièrement la paroi musculaire », dit Championnière.

Gil Willye fait remarquer, à ce sujet :

« C'est le fascia qui sépare les muscles droits, et non les muscles droits eux-mêmes, qui donne aux parois abdominales leur résistance dans leur sens transversal ».

Ce fascia est, en réalité, le tendon des muscles abdominaux à direction transversale. C'est le défaut d'union des couches aponévrotiques, dont l'ensemble forme un véritable confluent ligamenteux, qui constitue la vraie cause des éventrations. C'est donc à ce fascia qu'il faudra s'adresser, si l'on veut une paroi résistante et non au tissu musculaire.

A ce titre, la suture à trois étages nous paraît présenter les plus sérieux avantages.

_____

(1) Duplay. — Clinique de l'Hôtel-Dieu, in *Presse médicale,* juin 1894.

Observation Première

(Due à l'obligeance de M. le professeur Estor)

Madame F... a toujours joui d'une bonne santé. Elle a eu quatre enfants. Elle ne peut préciser exactement le début de sa maladie actuelle ; c'est depuis un mois environ qu'elle souffre d'une assez vive douleur à la région de l'ombilic et qu'elle a découvert, en examinant la partie douloureuse, une tumeur de la grosseur d'une petite mandarine. La douleur n'est pas continue ; parfois elle disparaît pendant 3 ou 4 jours pour reparaître ensuite,

État actuel, le 12 mai 1899. — Santé générale bonne, Mme F. a seulement beaucoup grossi ces derniers temps. Les grandes fonctions s'accomplissent normalement ; elle tousse un peu, mais la toux s'explique par l'existence d'une angine granuleuse et M. le professeur Grasset, qui a examiné la malade, n'a découvert aucune lésion pulmonaire, notamment pas d'emphysème.

Nous trouvons dans la région ombilicale une tumeur molle, non réductible, dont la partie pédiculée est profonde et paraît plonger dans la cavité abdominale. Cette tumeur n'est pas nettement influencée par les efforts de toux.

Nous pensons qu'il s'agit là d'une hernie irréductible et, vu la douleur, vu la possibilité d'un étranglement ultérieur, nous conseillons une cure radicale.

15 mai. — La malade est endormie à l'éther. On fait sur la ligne médiane une incision verticale de 11 cent. environ, dont le milieu correspond à la partie culminante de la tumeur. Celle-ci est remarquablement superficielle, à peine avons-nous sectionné la peau que nous arrivons sur le sac, très mince. Ce

dernier est ouvert et nous trouvons dans sa cavité de l'épiploon très condensé et peu adhérent. La masse épiploïque est étalée, afin de nous bien rendre compte qu'il n'existe pas d'anse intestinale au milieu des replis épiploïques. Nous n'en trouvons pas, la hernie est exclusivement constituée par de l'épiploon.

On divise le paquet épiploïque en plusieurs portions qui sont étreintes chacune à leur base par un fil de soie. Ce fil de soie est placé aussi profondément que possible et disparaît sitôt l'épiploon sectionné. L'orifice qui a donné passage à la hernie est bien l'orifice ombilical : il mesure de 8 à 11 millimètres de diamètre.

Le sac est excisé après ligature.

Nous enlevons ensuite complètement l'ombilic de façon à transformer la plaie abdominale en une plaie de laparotomie abdominale et nous fermons ensuite par trois points de suture.

17 mai. — La malade va très bien ; elle est apyrétique. On lui a donné hier quelques cuillerées d'eau purgative, qui ont déterminé l'issue des gaz qui la gênaient.

20 mai. — État aussi satisfaisant que possible.

27 mai. — Premier pansement. On constate la réunion immédiate et on enlève les fils. On fait porter à la malade un pansement compressif : ouate et flanelle.

30 mai. — La guérison est complète ; la cicatrice est très solide et, au point où existait une saillie, se produit une dépression, qu'exagèrent tous les efforts tels que toux, rire, action de s'asseoir sur le lit.

5 juin. — La guérison se confirme, la cicatrice est aussi résistante que possible.

20 juillet. — 25 jours après l'opération, nous recevons des nouvelles de la malade par son médecin habituel : la guérison se confirme.

OBSERVATION II

(Due à l'obligeance de M. le professeur-agrégé Lapeyre)

Femme de 50 ans, entre le 20 août 1898 dans la salle J.-L. Petit, n° 7, pour une hernie ombilicale datant de quinze ans environ, hernie étranglée depuis quelques jours.

Au point de vue antécédents personnels, cette femme a eu plusieurs grossesses. La hernie est étranglée depuis huit jours, mais elle n'a eu des vomissements que le premier jour.

A sa rentrée à l'hôpital, l'état général est très mauvais ; le pouls est à 160, il est petit, misérable. La température est à 36°7. Les extrémités sont refroidies. La malade est dans le collapsus.

Examen de la hernie. La hernie est énorme, elle descend jusqu'à mi-cuisse, mesure 84 centimètres de tour à sa partie moyenne. La peau qui la recouvre présente en plusieurs endroits des plaques ardoisées et de nombreux points de gangrène. Le tout dégage une odeur de putréfaction.

A la palpation, on perçoit de la crépitation gazeuse. Sonorité exagérée.

L'opération fait découvrir une large perforation portant sur une anse d'intestin grêle. La hernie contient, en outre, une bonne partie de l'iléon (20 centimètres), le cæcum, le côlon transverse et le côlon ascendant ; c'était à la partie inférieure de celui-ci que se trouvait l'étranglement, dû à un volvulus. Le sac est cloisonné, les adhérences nombreuses. On fait un anus artificiel.

La malade succombe dans la soirée.

CONCLUSIONS

1° Il faut opérer les hernies ombilicales.

2° Parmi les nombreuses méthodes opératoires, il n'y a pas de procédé de choix. Cependant, d'une manière générale, on peut dire que :

a) Les hernies de moyen volume seront avantageusement traitées par le procédé de Condamin et de Le Dentu.

b) Les hernies très volumineuses ne sauraient réclamer une technique opératoire précise. On aura recours à la technique de J.-L. Championnière.

3° Les résultats opératoires sont d'autant meilleurs que l'opération est plus précoce, la hernie plus petite.

« Le véritable traitement opératoire de la hernie ombilicale est de ne pas la laisser grossir ».

INDEX BIBLIOGRAPHIQUE

ACCAIRE. — Essai sur un nouveau traitement de la hernie ombilicale. (Thèse, Paris, 1864).

BANKS-MITCHELL. — (Med. Times and Gaz., juillet 1884, p. 1071).

P. BARRIER. — De la cure radicale des hernies ombilicales (Thèse de Paris, 1888).

BAUMELOU. — La hernie ombilicale de l'adulte (Thèse de Lyon, 1895).

BAZY. — Cure radicale des hernies (France Médicale, 25 janvier 1887).

BERGER. — Bulletins et mémoires de la Société chirurgicale de Paris, 1880. Tome XXII, p. 215.

— Valvules de l'intestin grêle dans un exomphale (France Médicale, 20 mars 1891).

— (Revue de chirurgie, octobre 1893).

— Leçon sur la hernie ombilicale faite à la Pitié (Médecine Moderne, 19 mars 1898, p. 182).

— Article « Hernies », du Traité de Chirurgie, 2e éd., t. VI, 1898.

J. BŒCKEL. — Etude de la hernie ombilicale basée sur 350 opérations, Paris, 1895.

BODE. — Hernie ombilicale étranglée (Deut. med. Woch., n° 42, 1889).

BOURSIER. — Dict. encycl. des sciences médicales.

BRODIER. — Cure radicale de la hernie ombilicale de l'adulte (Thèse de Paris, 1893).

BRUNS. — La résection de l'ombilic dans la cure radic. des hernies omb. (Centralbl. für Chir., janvier 1894).

CASTERET. — Thèse de Lyon, octobre 1892.

J. L. CHAMPIONNIÈRE. — Cure radicale des hernies (Paris, 1892).

— La cure radicale des hernies ombil. et épig. avec une série de 29 cas, VIIIe Congrès de chirurgie (Lyon, 1896).

— La hernie ombilicale (Journal de méd. et de chir. pratiques, 25 août 1895).

CIECHONSKY. — Anal. in Centralbl. f. Chirurgie 1894, p. 236.

R. Condamin. — 1° De l'omphalectomie et de la suture à trois étages dans la cure radic. des hernies ombilicales (Archives provinc. de chirurgie, septembre 1892).

— 2° De la cure rad. des hernies ombilic. par l'omphalectomie totale. — Etude critique de l'omph. totale et partielle (Arch. prov. de chirurgie, 1er juin 1893).

Dauriac. — La cure radicale des hernies ombilicales par le procédé de Dauriac (Progrès médical, 28 avril 1894 ; Semaine médicale 6 mars).

— Deuxième partie : Du traitement chirurgical des hernies de l'ombil. et de l'éventration (Thèse de Paris, 1896).

Delaunay. — Sur un procédé de cure radicale des hernies ombilic. (Congrès de chirurgie, Paris, octobre 1898).

Duplay (L.). - Des hernies ombilicales (Thèse d'agrégation, 1866).

— Clinique de l'Hôtel-Dieu : De la cure radicale de la hernie ombil. (In Presse Médicale, 23 juin 1894).

Forgue et Reclus. — Thérapeutique chirurgicale (2e édition 1893, tome II, pp. 663-669.

Garnier.— Des accidents des hernies ombilicales (Th. de Paris, 1877).

Gersuny. — (Centralbl. für Chirurgie 1892, n° 43).

Gosselin. — Leçons sur les hernies, 1865.

— Sur les particularités des hernies ombilic. (France Médicale, tome XXIII).

Goss, Rohmer et Vautrin. — Nouveaux élém. de pathol. et de clin. chirurg. 1893, tome II, p. 796.

Houzet. — Hernie ombilicale étranglée (Gaz. Hôpitaux, 22 nov. 1888).

Jaboulay. — Art. « Hernies » du Traité de Chirurgie de Delbet et Le Dentu, tome VII. pp. 763, 783).

Jolly. — (Bull. Soc. an. Paris, 1867).

Lawson Tait. — In Birmingham and Midland counties branch pathol. and clin. section, 1881 (British med. J., 1883, tome II, p. 1178 et 1891, p. 1050 et 10,243 ; (The Lancet, 1891).

Le Dentu. — Dict. de méd. et de chir. pratiques (Bull. et Mémoires de la Société de chir. Paris, 1875) ; Leçons de clin. chirurgie. 1892.

Lejars. — Hernie ombilicale gangrenée. Résection de 61 centimètres d'int. grêle. Entérorraphie circulaire. Guérison. Nov. 1895. La hernie ombil. étranglée (Presse méd. 1896, p. 81 et 117).

Lepage. — (Th. doctorat, Paris).

Loupie. — De l'opération de la hernie ombilicale étranglée (Thèse Paris, 1880).

MACDONALDS. — Operation for ombilical hernia at birth (Amer. journal of obst. Janvier 90).

MARDUEL. — (Art. « Ombilic », du Dict. méd. et chir. pratiques, tome XXIV, 1877).

MOLLIÈRE (Daniel). — Leçons de clinique chirurgicale 1888, p. 473.

MOULONGUET (d'Amiens). — Hernie ombilicale ancienne. Etranglement par vive arête (Gazette méd. de Picardie, 1894).

NICAISE. — (Diction. Encyclop. des Sciences médicales. Art. « Ombilic »).

PÉAN. — Leçons de clinique chirurgicale sur les hernies.

PEYROT. — Manuel de pathol. ext. des 4 agrégés, tome III, p. 619.

PICQUE. — Sur un cas de volumineuse hernie ombilicale étranglée. Cure radicale. Guérison (Gazette médicale Paris, 24 sept. 1887).

POULET et BOUSQUET. — Pathol. ext., tome III.

QUÉNU. — La cure rad. de la hernie ombilicale (Gazette méd. Paris, 23 déc. 1893).

RECLUS. — La kélotomie dans la hernie ombilicale étranglée. Clinique et critique chirurgicales.

REVERDIN (de Genève). — 3 cas de hernies ombil. opérées (Revue méd. de la Suisse romande, 1886, tome II, n° 1).

ROSE. — Omphalocèle étranglée (Berlin. Klin. Woch, 20 janv. 1890).

ROGER. — De la cure radicale des hernies ombilicales par le procédé de M. Quénu. Th. Paris, 1895.

ROHMER. — A propos d'une observation d'une hernie ombilicale étranglée. Kélotomie. Guérison (Mém. Soc. méd. Nancy, 1885, pp. 86-96).

SÆNGER. — Zur Radikaloperation grosser nicht-engeklemmter Nabelbrüche (Centralbl für Gynec. 1888, p. 760; 1890, p. 743).

M. SCHEDE. — (Centr. f. Chirurgie. Leipzig, 1877, tome IV, p. 680).

SEBILEAU. — Traitement de la hernie ombilicale (Semaine médic. 23 déc. 1896).

SEGOND. — Cure radic. des hernies. Th. d'agrég. 1883.

SOCIN. — In thèse Mestral. Bale, 1881.

TAYLOR. — H. umb. strang. oper. death necropsy (The Lancet, 1887, p. 1165).

TERRIER. — Considér. clin. sur la hernie omb. étranglée (Bull. et Mém. Soc. chir. Paris, 1881, pp. 17, 24).

TERRILLON. — Cure radic. de hernie para-ombilicale (Gazette des Hôpitaux, 24 avril 1888).

TILLAUX. — Traité d'anat. topogr. 9° édition, 1897, p. 650 et suiv.
— Traité de chir. clinique. 4° éd., 1897, p. 59 et suiv.
— Leçons de clinique chirurgicale, 1894.

TRÉLAT. — (Bull. et Mém. Soc. chir. Paris).
— Revue de cl. et de thérapeutique, 12 janv. 1888 (Echo méd. 25 fév. 1888).
VIDAL de CASSIS. — Hernie ombil. et épipl. Th. agr., 1848.
VIDAL de CASSIS et FANO.— Traité de path. ext. et de méd. opér. 1861.
WARREN.—H. omb. étranglée. Opération (Boston med. S. 1888, p. 369).

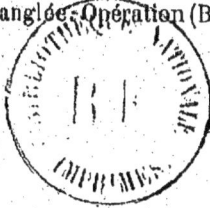

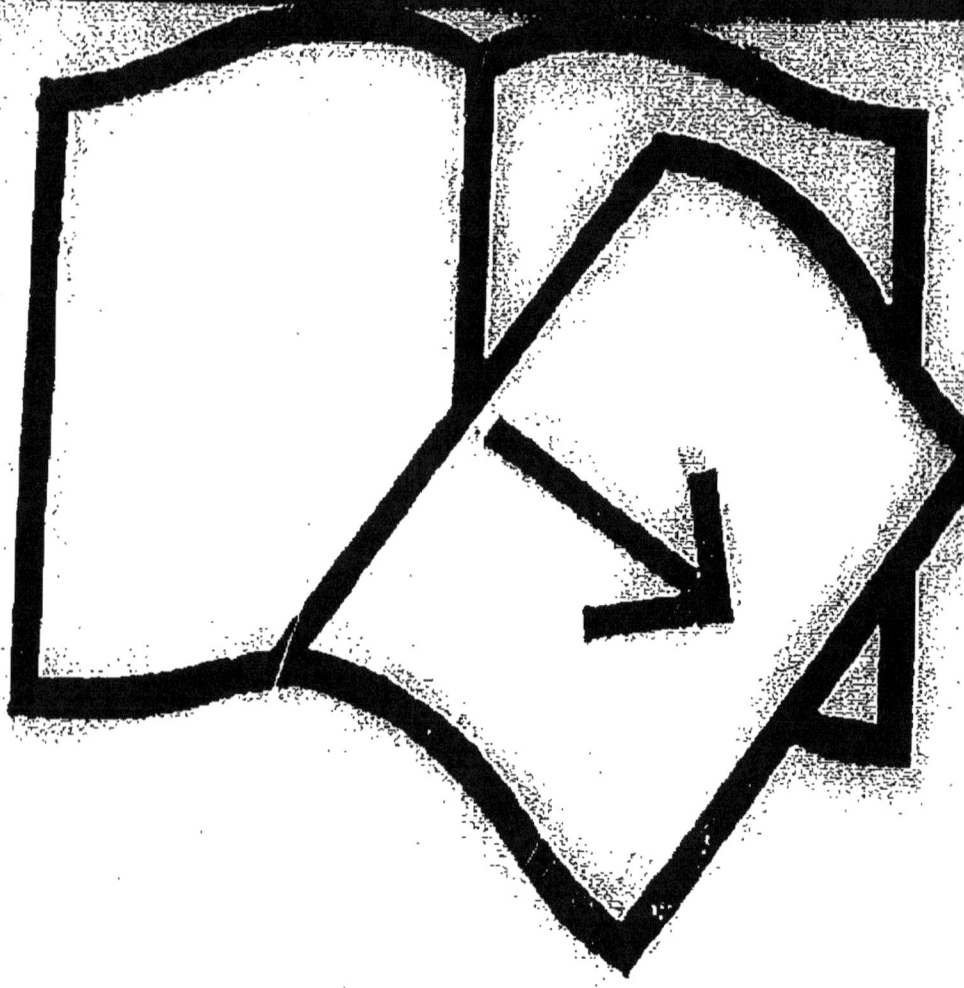

Documents manquents (pages, cahiers...)
NF Z 43-120-13

www.ingramcontent.com/pod-product-compliance
Lightning Source LLC
Chambersburg PA
CBHW071328200326
41520CB00013B/2901